FULGURATION

SES EFFETS

Par le docteur Sahut, d'Aigueperse

Le 27 août 1873, le nommé Ravel, d'Aubiat, revenait de son travail des champs, le soir, vers six heures et demie environ, suivi de près dans le chemin où il était par sa fille et sa femme. Le temps était lourd, pesant ; le tonnerre grondait, l'orage était menaçant. Arrivé en face d'un peuplier qui se dressait superbe et isolé dans cet endroit de la plaine, à trois mètres environ de lui, Ravel tombe subitement foudroyé.

Sa fille, qui se trouve à deux mètres en arrière, à cinq mètres environ de l'arbre, ne ressent aucune secousse, n'aperçoit pas l'éclair, n'entend pas le bruit du tonnerre, mais elle voit disparaître son père au milieu d'un épais nuage de fumée répandant une odeur sulfureuse très-prononcée.

La femme de Ravel, qui se trouve à douze mètres environ du peuplier, à huit mètres derrière lui, n'éprouve aucune secousse, mais elle voit l'éclair en même temps qu'elle entend le bruit formidable du tonnerre, et que son mari disparaît dans la fumée.

Elle appelle du secours, des campagnards arrivent, mais ils n'osent s'approcher en voyant qu'il s'agit d'un accident causé par la foudre ; le feu du ciel est sacré pour eux ; malheur à l'imprudent qui porterait une main sacrilége sur celui qui vient d'être châtié par le Dieu tonnant ; il faut avant toute chose une bénédiction du curé et un peu d'eau bénite. Et cependant Ravel gisait inanimé, étendu sur le dos, les bras étendus, immobile, semblable à un cadavre, et personne n'osait lui porter secours.

Viennent l'adjoint et l'aubergiste du village ; ils gourmandent les témoins de cette scène désolante ; ils portent Ravel sur le talus d'un fossé ; ils le frictionnent, lui font sentir du vinaigre, s'efforcent de le rappeler à la vie par tous les moyens qu'ils connaissent, pendant qu'ils envoient quérir une voiture. Peines inutiles ! le pouls est insensible, la respiration imperceptible, l'insensibilité absolue. La voiture arrive, Ravel est emporté chez lui dans un état de mort apparente.

Je vois le malade à neuf heures du soir. L'état de mort apparente a duré trois quarts d'heure ; depuis sept heures et demie environ, Ravel fait quelques mouvements inconscients, la respiration est devenue bruyante, suspirieuse ; quelques cris inarticulés, quelques plaintes témoignent des souffrances du malade, qui, du reste, n'entend rien, ne voit rien, ne reconnaît personne ; sa peau est devenue sensible.

A neuf heures, Ravel reconnaît ses parents, il prononce quelques mots ; sa parole est embarrassée ; la vision est confuse ; l'ouïe est presqu'abolie ; la déglutition difficile.

Les cheveux du côté gauche de la tête sont en partie brûlés, de même que les sourcils et les cils de la paupière inférieure du même côté.

Une plaie linéaire demi-circulaire intéresse la peau de la région orbitaire externe gauche ; elle mesure environ deux centimètres de longueur, et donne lieu à un léger écoulement de sang.

Ecchymose de toute la région oculo-palpébrale gauche ; ecchymose sous-conjonctivale bulbaire et palpébrale. On dirait que Ravel a reçu un violent coup de poing sur l'œil.

Sur la face du côté gauche, les poils de la barbe sont légèrement roussis ; rien aux lèvres, rien dans la bouche.

Sur le cou, sur toute la poitrine, sur le ventre, brûlures du deuxième degré ; l'épiderme de toutes ces régions est emporté, ratatiné ; dans quelques points la brûlure est du troisième degré. Tous les poils de ces régions qui sont assez velues sont réunis en petites houppes, ayant à leur base un centimètre de diamètre environ. Tous ces petits cones, parfaitement isolés les uns des autres, sont roussis à la pointe De même pour les poils du pubis et du périnée ; ils se laissent arracher très-facilement. Rien aux parties génitales.

La jambe droite et la jambe gauche présentent des brûlures formant une traînée verticale, du côté externe pour la jambe gauche, du côté interne pour la droite, et allant jusqu'à la région plantaire de chaque côté. Même disposition en houppes de tous les poils de ces régions. La plante du pied droit offre une brûlure superficielle du deuxième degré.

Ravel accuse des douleurs aiguës à la poitrine et au ventre ; tout son corps brûle, il étouffe, il a besoin d'air ; ses mains et ses pieds sont le siège de démangeaisons violentes, extraordinairement agaçantes. Il parle avec difficulté, sort sa langue avec peine ; elle n'est déviée d'aucun côté. Il est très-sourd, presqu'aveugle ; les pupiles, très-dilatées, sont peu sensibles à l'action de la lumière. Il ne se souvient de rien, n'a rien vu, rien entendu, rien senti ; il ne sait pas ce qui lui est arrivé.

Je prescris un liniment oleo-calcaire et une potion alcoolique.

Le lendemain, le malade va beaucoup mieux ; il est moins obnubilé ; il parle mieux, les douleurs sont moins vives, mais les démangeaisons l'ont empêché de dormir. La respiration est toujours pénible, anxieuse ; il faut ouvrir les portes et les fenêtres de la chambre ; Ravel étouffe dans son lit ; il fait enlever les couvertures ; il fait agiter l'air avec un carton. L'auscultation de la poitrine ne montre rien d'anormal.

Cet état dure environ une semaine au bout de laquelle Ravel peut se lever.

Je ne raconterai pas cette observation dans tous ses détails, je ne ferai pas l'histoire du malade jour par jour ; ce qui, du reste, serait assez peu intéressant. J'arrive à l'état actuel ; j'ai vu le malade il y a trois jours, deux mois après l'accident.

C'est un homme de 58 ans, de haute stature, fortement constitué, n'ayant jamais été malade ; il avait avant son accident bon pied et bon œil ; il ne boitait pas, n'avait jamais eu de douleurs rhumatismales ; sa vue était excellente, son ouïe très-bonne.

Aujourd'hui il est sourd , sa vue a grandement baissé ; les pupilles sont normales ; le cristallin n'offre aucune opacité ; l'ophtalmoscope ne montre rien d'anormal au fond de l'œil ; la plaie de la région orbitaire est depuis longtemps guérie.

La parole est toujours un peu gênée, comme aussi la déglutition ; les digestions sont faciles, elles se font très-bien ; l'appétit est bien conservé ; les évacuations alvines régulières et normales.

La marche est difficile ; douleurs violentes dans les mollets ; contractures cloniques des muscles, surtout du côté droit ; les muscles de la patte d'oie sont les plus affectés : fourmillements, démangeaisons continuelles dans les pieds, dans les mains. « Il me semble, dit Ravel, que cinquante mille petites bêtes me rongent continuellement. » Grande diminution de la sensibilité tactile à la plante des pieds et surtout du côté droit ; le pied droit est plus froid que le gauche ; Ravel marche en boitant ; il a besoin d'un bâton pour se soutenir.

Tremblement de tout le corps, manifeste surtout pour les mains. Quelquefois Ravel a beaucoup de peine à porter ses aliments à sa bouche. Il n'a jamais eu d'habitudes alcooliques.

Quelques cicatrices de brûlure sur la poitrine et sur le ventre. Les poils de la poitrine, du ventre, des membres inférieurs, sont tombés en grande partie ; quelques-uns repoussent blancs, le plus grand nombre ne repousse pas. De même pour les cheveux, les sourcils et les cils brûlés par la foudre.

Rien de particulier à noter pour les ongles tant des doigts que des orteils.

Tel est l'état actuel qui ne s'est pas sensiblement modifié depuis un mois.

La fulguration a eu pour résultat, chez Ravel, de diminuer l'activité fonctionnelle du système nerveux sensorial, d'y apporter des troubles profonds.

Les lésions sont bien plus sensibles aux mains et aux pieds, et surtout au pied droit. C'est ce dernier qui est le siège des plus vives douleurs, c'est lui qui fait redouter pour l'avenir, par l'insensibilité de la plante, une ataxie locomotrice progressive, et cependant c'est le côté gauche du corps qui a été le plus frappé. L'examen de la chaussure expliquera cette particularité.

Le peuplier sur lequel est tombée la foudre présente dans toute sa hauteur deux ou trois sillons verticaux formés par des éclats du bois de la pile. Au pied de l'arbre, on a trouvé quatre chardonnerets que le tonnerre a tués.

L'examen des habits que portait Ravel est très-curieux :

1° Chapeau de feutre des gens de la campagne. Il offre au fond de la coiffe une déchirure principale, circulaire, de laquelle partent dans toutes les directions des déchirures frangées, déchiquetées, à bords légèrement roussis ;

2° Chemise en toile de ménage. Elle est complètement déchirée, en avant surtout, où elle est frangée, déchiquetée, tailladée ; on la croirait sortie des engrenages d'une machine à broyer. La femme de Ravel, malgré ses principes d'économie, l'a vendue au chiffonnier, parce qu'elle reconnaissait l'impossibilité d'en utiliser la moindre partie ;

3° Blouse de toile bleue. Elle a été déchirée de haut en bas, en avant et en arrière ; des morceaux d'un décimètre carré ont disparu çà et là. Les déchirures sont toujours déchiquetées, frangées ;

4° Gilet à grandes poches. Il n'a pas eu le moindre mal. Le phénomène est singulier ; placé entre la blouse et la chemise, qui ont été si maltraitées, il n'a pas eu la moindre déchirure. Le fait est si surprenant que j'ai tenu à le vérifier plusieurs fois ; que j'ai souvent insisté pour savoir si Ravel ne me trompait pas, s'il ne se trompait pas lui-même ; si le gilet intact qu'il me montrait était bien celui qu'il portait au moment de l'accident, si en réalité il avait un gilet. Ses réponses ont toujours été les mêmes ; de sorte qu'il faut bien accepter le fait pour avéré quelqu'invraisemblable qu'il paraisse ;

5° Pantalon à braguette, sans bouton métallique ; ni couteau ni argent dans les poches. La braguette et toute la partie antérieure de la ceinture qui porte les boutons ont été déchirées de façon à former le pantalon à pont-levis d'autrefois. Les jambes du pantalon sont déchirées de haut en bas dans les parties correspondant aux brûlures. Comme toujours, ces déchirures sont frangées, irrégulières, déchiquetées ;

6° Sabots entièrement de bois ; la semelle du sabot droit est ferrée avec une large plaque de fer. Le sabot gauche non ferré est resté intact. Le droit a été déchiré en deux parties, de façon à former une semelle et le dessus du sabot. La plaque métallique explique pourquoi le sabot droit a été déchiré et pourquoi les lésions du pied droit sont plus graves que celles du pied gauche.

Tous les auteurs classiques sont silencieux sur la question de la fulguration. C'est pourquoi il m'a paru intéressant de rédiger l'observation que j'ai eu l'honneur de lire à la Société. Mais, avant de terminer ma lecture, j'éprouve la nécessité d'exprimer mon profond désir de voir l'éducation pénétrer dans les campagnes, leur apportant ses lumières, pour dissiper les ténèbres dans lesquelles les tiennent plongées les préjugés et les superstitions d'un autre âge, préjugés et superstitions contre lesquels les médecins ont si souvent à lutter.

DE L'HÉRÉDITÉ DANS L'ORDRE MORAL
ENVISAGÉE AU POINT DE VUE MÉDICO-LÉGAL

Par le Dr Sahut.

§ 1. — De l'hérédité.

L'influence de l'hérédité semble surabondamment prouvée ; on en voit chaque jour des exemples patents ; l'histoire en a enregistré, depuis les temps les plus reculés, des preuves irrécusables ; et cependant, elle n'est pas admise par tout le monde, tant dans la nature physique que dans l'ordre moral.

C'est qu'il n'est pas toujours facile de déterminer la ligne de transmission. La disposition héréditaire voyage capricieuse à travers la descendance, laissant indemnes une ou plusieurs générations, quittant la filiation directe pour se jeter dans la ligne collatérale, épargnant un sexe, faisant impitoyablement porter par l'autre le lourd fardeau de la responsabilité originelle. Seule, l'hérédité directe paraît facile à constater ; et cependant, de ce qu'un fils présente au moral, les vices ou les vertus du père ; qu'il soit, au physique, la reproduction plus ou moins parfaite de ses beautés ou de ses défauts ; peut-on, en bonne logique, en inférer à l'influence héréditaire ?

Pourquoi le fils ne serait-il pas frappé de la même maladie que le père ; les mêmes causes prédisposantes ou occasionnelles n'auraient-elles pas pu agir sur lui ? Pourquoi serait-il réfractaire à ces causes ?

Nous subissons une foule d'influences dont la résultante est de nous donner un cachet particulier, une modalité spéciale ; ces influences sont de tous les jours et de tous les instants ; elles tiennent à l'air que nous respirons, aux lieux où nous vivons, aux professions que nous exerçons, à nos travaux intellectuels, aux institutions sociales, aux événements politiques et religieux, aux joies, aux chagrins de la famille, à l'alimentation, à l'éducation ; à l'éducation surtout, dont l'influence est décisive, et dont les premiers effets commencent avec la vie.

Pourquoi toute une famille ne se ferait-elle pas remarquer par des aptitudes spéciales, des qualités ou des défauts communs à tous ses membres, sans qu'il soit nécessaire d'invoquer la transmission par génération ? Même lieu d'habitation, même foi politique et religieuse, mêmes joies et mêmes chagrins ; même société, mêmes amis, mêmes habitudes, même table, même mode d'éducation pour tous les enfants ; est-il besoin d'invoquer d'autres causes pour expliquer les ressemblances morales et physiques ? Trouvera-t-on jamais une application plus parfaite du dicton populaire : « Dis-moi qui tu hantes, je dirai qui tu es.»

Tel est à peu près le langage de ceux qui nient l'influence de l'hérédité.

Quelques uns ajoutent : Le tempérament et la constitution sont seuls transmissibles par voie de génération ; c'est contre eux que doit réagir celui qui a des parents aliénés, s'il ne veut pas devenir fou ; celui qui a des parents rachitiques, s'il ne veut pas devenir bossu. L'hérédité consiste dans une disposition organique que l'éducation et l'hygiène peuvent combattre, étouffer dans son germe ; elle n'éclate jamais sans la provocation de causes occasionnelles ; écartez ces causes, et vous aurez annihilé son influence. La liberté et la fatalité doivent se trouver en juste proportion tant dans la sphère de nos manifestations morales que dans l'œuvre de notre conservation physique ; ces deux pouvoirs doivent se pondérer.

« La volonté et l'intelligence sont le contrepoids de l'organisation première, et il n'est peut-être hérédité morbide si prononcée qu'il ne soit donné à l'art de corriger ou de détruire. » (M. Levy.)

Quant à moi, j'admets l'hérédité et lui accorde une influence que je qualifierais d'absolue , si je ne la subordonnais aux modifications que peut exercer une impulsion réparatrice sur tous les modes d'activité psychique ou physique de l'être. Avec cette restriction, la représentation dans les enfants de tous les attributs de la vie des pères, me semble indubitable. Dureté, douceur, fausseté, franchise, courage, lâcheté, élévation, bassesse, tendance à tous les vices, à toutes les passions, dans l'ordre moral ; stature, ressemblance des traits, santé, maladies, etc., dans l'ordre physique ; il n'est point de penchant, de défaut, de qualité, qui ne puisse émaner de l'hérédité et avoir ses racines dans le type de famille.

Certainement cette loi n'est pas absolue et les exceptions ne seront pas rares Elles ne prouvent que la difficulté que l'on doit trouver en maintes circonstances, à remonter aux origines des qualités ou des défauts dont on voudrait établir la filiation ; elles prouvent encore l'influence de l'exemple et de l'éducation, et, quelquefois, la fausseté de l'adage de jurisprudence : *Is est pater quem nuptiæ demonstrant.*

Quelques exemples d'hérédité trouveront ici leur place.

1° Dans l'ordre physique :

Backwell, fermier anglais, a formé par sélection des races de bœufs exclusivement propres à la boucherie, des races de chevaux propres au service du roulage, des races de moutons remarquables à la fois par la richesse, la finesse du lainage et l'abondance de la viande charnue, et cela, en associant jusqu'à la sixième génération les mâles et les femelles de ses troupeaux qui offraient au plus haut degré de développement le caractère physique qu'il s'agissait de reproduire par transmission.

L'influence héréditaire se montre dans le croisement des races, qui fait par la sélection, des arrière-petits-enfants d'une négresse et d'un blanc des sujets de la race caucasique, lesquels redeviendront nègres par des alliances en sens contraire.

Les monstruosités se transmettent souvent par hérédité : bec de lièvre, pied-bot, surdi-mutité, polydactilie, hernies, etc. Il y a même des exemples de transmission héréditaire pour des mutilations accidentelles : *Gignuntur læsi ex læsis.*

En un mot, toute famille a son patrimoine organique ; les éléments dont il se compose lui font sa santé, ses chances de vie, sa longévité « lui donnent son type physique, sa conformation extérieure, sa physionomie, sa taille, sa couleur. » (M. Levy).

2° Dans l'ordre psychique et intellectuel :

Les effets de l'éducation peuvent se transmettre par hérédité : ainsi, les petits d'un chien bien dressé sont d'autant plus faciles à dresser qu'ils ont plus de ressemblance physique avec leurs parents.

« Les dispositions morales, les particularités du caractère, les facultés de l'esprit qui ont distingué le père, se retrouvent souvent chez le fils, quoique modifiées par l'éducation, voilées par les situations. » (M. Levy.)

L'histoire nous montre à chaque instant des exemples d'hérédité morale. Je citerai le dévergondage des empereurs romains, celui des Borgia, la cruauté des Visconti, l'avarice typique des descendants d'un empereur d'Allemagne, que je crois être Charles VI, lequel, d'après Voltaire, aurait trompé un prince d'Autriche son ennemi, par des espions qu'il paya en fausse monnaie. Je citerai encore en passant (le sujet est trop épineux pour s'y arrêter), la passion érotique par laquelle se sont signalés nombreux descendants d'Henri IV, le roi Vert-Galant. Du reste, que de familles dans lesquelles est héréditaire la passion génésique !

Que d'exemples à citer à l'appui de l'hérédité des passions de l'alcool, du vol !

La fille Marianne, âgée de 21 ans, d'une beauté remarquable, douée en outre d'une grande douceur de voix, parlant avec la même facilité l'allemand, le français et l'anglais, aussi libre et aussi élégante sous le costume d'homme que sous celui de son sexe, a été condamnée maintes et maintes fois pour vol. Elle s'est montrée apte à jouer tous les rôles, et n'a reculé devant aucun des moyens capables d'assurer le succès de ses projets coupables.

Son père a été cinq fois condamné pour vol ;

Sa mère est une reprise de justice ;

Son frère est en prison pour vol.

Comment, avec des qualités si rares, expliquer tant de perversité, si ce n'est par l'influence héréditaire (1).

L'influence de l'hérédité est bien connue du vulgaire qui l'admet sans exceptions, d'où résulte quelquefois une terrible solidarité pour les familles qui traînent le lourd boulet d'une tache infamante.

En 1825, une mère portée au vol, tua ses enfants, croyant qu'ils deviendraient fatalement des voleurs.

Des membres redoutés d'une famille de brigands du Hanovre, furent saisis par les paysans du pays dont ils étaient la terreur. Ces paysans les tuèrent et firent ensuite périr leurs femmes et leurs enfants, pour exterminer la race de ces scélérats qu'ils croyaient voués au crime par l'hérédité (2).

Après ces faits tragiques, j'en veux citer un de l'ordre comique :

Les fils des rebouteurs sont rebouteurs comme leurs pères. Sont-ils

(1) Extrait de la *Gazette des Tribunaux*, 2 juillet 1846.
(2) Extrait de la *Gazette des Tribunaux*, 1844.

quelquefois de bonne foi ? Je le croirais volontiers quand je vois l'opinion publique, armée d'une foi si robuste qu'elle les contraint, bon gré, mal gré, et quoi qu'il puisse en advenir, à rebouter comme leurs aïeux.

Il y a plusieurs espèces d'hérédité, ou plutôt des hérédités à degré différent. Il faut admettre l'action de chacune d'elles. Ce sont :

1° L'hérédité directe ou immédiate (du père ou de la mère) L'hérédité par la mère est la plus sûre ; sans parler du rôle relativement plus grand, plus important, que remplit le sexe féminin dans l'œuvre de la procréation, sa participation à cette œuvre ne pourra jamais être mise en doute, ce qui peut arriver pour l'homme.

Le produit de la génération peut ressembler aux deux parents ; il peut aussi ne ressembler qu'à l'un des deux.

Le 14 novembre 1845, la cour d'assises de la Seine condamnait trois sur cinq des membres d'une famille de voleurs. Le père avait dû employer la contrainte pour conduire au vol sa femme et ses deux derniers nés, jusqu'alors rebelles à ses ordres infâmes, tandis que sa fille ainée s'était élancée comme d'instinct sur ses traces. Elle tenait du père ses mauvais penchants, ses frères tenaient de leur mère l'honnêteté qui la caractérisait (1).

La ressemblance physique n'entraîne pas nécessairement la ressemblance morale. Buffon cite l'exemple d'une louve et d'un chien ayant produit deux métis. Celui qui ressemblait à la louve était doux et même obséquieux ; l'autre, avec les allures physiques du chien, présentait le caractère féroce de la mère.

Après l'hérédité directe vient :

2° L'hérédité indirecte ou des proches ;

3° L'hérédité en retour ou des ascendants, hérédité par laquelle un des enfants d'un blanc et d'une blanche, dont les frères sont blancs comme leurs parents, mais dont un des aïeux aura été de race noire, viendra au monde, nègre parfait, par le seul fait de l'atavisme ; hérédité par laquelle un enfant rappellera au moral les qualités ou les défauts d'un de ses ancêtres les plus reculés, qualités ou défauts dont aucun membre de la famille n'avait depuis lui présenté d'exemple.

4° L'hérédité d'influence d'une première fécondité, la plus curieuse de toutes certainement ; celle par laquelle une femme peut avoir d'un second lit un enfant qui soit l'image frappante de son premier mari dont elle avait eu des enfants ; celle qui explique pourquoi une jument poulinière, servie par un âne à sa première portée, et ayant par conséquent produit un mulet, mettra toujours bas, dans la suite, des poulains ayant

____

(1) *Gazette des Tribunaux*, 1846.

quelques-uns des attributs du mulet, malgré les approches d'un étalon du plus pur sang, de la race la mieux conservée.

Dans l'hérédité, il faut admettre l'élection et les combinaisons. L'élection explique pourquoi, seule entre beaucoup d'autres, une qualité ou une imperfection se transmet par génération.

La théorie des combinaisons explique comment les qualités héréditaires se modifient dans la série des descendants, soit en se neutralisant, soit en s'exaltant. C'est ici que l'influence de l'éducation et des mariages devient prépondérante.

Il faut combattre par l'éducation des enfants l'imminence de la transmission redoutée « L'éducation éclairant l'homme, fortifiant sa spontanéité, le rend plus apte à gouverner sa santé, à tempérer ses appétits et ses passions » Le choix de la profession est également de la plus grande importance. « La profession fait à chacun son milieu social, elle lui assigne ses conditions de vie morale et physique, elle empoisonne ou purifie l'air qu'il doit respirer. » (M. Levy.)

Les mariages doivent être combinés de manière à « neutraliser par l'opposition des constitutions, des tempéraments, des idiosyncrasies, des penchants, les éléments d'hérédité morbide que l'on peut craindre dans les époux. » (M. Levy.)

Les mariages entre parents impriment un fatal essor aux prédispositions qui relèvent de l'hérédité.

§ 2. — *De l'hérédité au point de vue médico-légal.*

J'aborde maintenant la question médico-légale. Je ne considère plus l'hérédité que sous le rapport psychique, et je regarde comme incontestée son influence sur le produit de la génération. La question médico-légale est celle-ci : Un homme poussé au crime par une passion héréditaire est-il responsable devant la loi ? Doit-il jouir du bénéfice des circonstances atténuantes ?

Si l'on considère la puissance héréditaire dans ce qu'elle a de plus absolu, on admettra que les fils de ceux qui ont eu des passions coupables les partageront avec leurs pères ; la société alors se trouvera vis-à-vis d'eux dans le cas de légitime défense, elle devra se prémunir contre les attentats auxquels la fatalité l'exposera de la part de ces fils de criminels ; elle sera en droit de se débarrasser de ces coupables de l'avenir avant qu'ils aient pu lui nuire.

Ou bien, considérant que ces fils ont reçu de leurs parents, en même temps que la vie, ces tendances dangereuses, qu'elles font partie de leur être qu'ils sont organisés de façon à être fatalement entraînés au crime, on sera obligé de les considérer comme innocents quand ils commettront ces crimes ; et alors, il faudra les ranger dans la catégorie des aliénés et non dans celle des criminels. L'hérédité deviendra ainsi le palladium des forfaits. En enlevant à l'acte son caractère intentionnel, on arrivera forcément à l'irresponsabilité ; mais, en même temps, on enlèvera à l'homme l'empire de sa volonté, son libre arbitre, les bénéfices de son intelligence et de son éducation ; supprimant ainsi les facultés de l'entendement, on en fera une brute inconsciente et rien n'est moins vrai.

L'homme doit à ses parents des dispositions, des impulsions à tels ou tels actes ; mais ni ces dispositions, ni ces impulsions ne sont irrésistibles, l'homme n'hérite pas de l'acte coupable ; entre l'impulsion et l'acte, il y a un intervalle, véritable période de tentation, pendant lequel la raison intervient pour juger, le libre arbitre pour décider, la volonté pour exécuter. L'acte est consécutif à cette décision du libre arbitre.

Je reprends l'argument : A l'hérédité, l'on doit une impulsion plus ou moins vive vers le bien ou le mal, vers le vice ou la vertu ; mais on ne lui doit ni le vice ni la vertu. Ils n'existent point d'eux-mêmes, ils sont l'effet d'un jugement de la raison qui pèse les actions qu'un penchant inné ou transmis par hérédité nous pousse à commettre Avant l'action, il y a indécision, lutte, possibilité de faire le bien, choix de la volonté pour le mal, puis, seulement alors, action mauvaise, et par conséquent responsabilité morale. A tous ces titres, le vice et la vertu tiennent à la personne, viennent de la liberté et n'ont point d'héritage.

Pour qu'il y ait irrésistibilité du penchant, il faut de la folie, c'est-à-dire un trouble mental suffisant pour occasionner la perte, tout au moins la diminution de la liberté morale.

Conclusion : Sans folie bien et dûment constatée, pas d'irresponsabilité

Telle est au point de vue de l'excuse complète la valeur de l'influence héréditaire. Quant à l'atténuation, l'hérédité doit être prise en considération sérieuse ; car, de même que la récompense des actions généreuses doit être proportionnée aux difficultés qu'il a fallu surmonter pour les accomplir, de même il faut proportionner le châtiment à la culpabilité morale, et la peine afflictive devra être d'autant moins forte qu'aura été plus puissante sur les coupables l'influence des prédispositions héréditaires et des exemples funestes puisés dès le berceau dans le sein même de la famille.

L'habitude du mal pervertit l'homme, et rend plus douce la pente du crime, déjà si glissante pour qui subit les influences héréditaires. Bientôt le cri de la raison, celui de la conscience ne suffisent plus à l'arrêter dans la voie fatale où il s'est engagé ; le penchant devient plus impérieux, il sera bientôt irrésistible, mais le crime ne sera jamais légitimé.

« Le sophisme qui me perdit, dit J.-J. Rousseau, est celui de la plupart des hommes qui se plaignent de manquer de force quand il n'est déjà plus temps d'en user................. Des penchants faciles à combattre nous entraînent sans résistance ; nous cédons à des tentations légères dont nous méprisons le danger ; insensiblement, nous tombons dans des situations périlleuses dont nous pouvions aisément nous garantir, mais dont nous ne pouvons plus nous tirer sans des efforts héroïques qui nous effraient, et nous tombons enfin dans l'abîme en disant à Dieu : Pourquoi m'as-tu fait si faible ? Mais, malgré nous, il répond à nos consciences : Je t'ai fait trop faible pour sortir du gouffre parce que je t'ai fait assez fort pour n'y pas tomber. »

Moulins, imprimerie de C. Desrosiers.